T0047849

Alberto Marpez
Marisa Callegari

Xiang Gong:
El arte chino
de la salud total

EJERCICIOS SUAVES Y TÉCNICAS DE
RELAJACIÓN PARA LA ARMONÍA INTERIOR

EDICIONES
Lea

Xiang Gong: El arte chino de la salud total
es editado por
EDICIONES LEA S.A.
Av. Dorrego 330 C1414CJQ
Ciudad de Buenos Aires, Argentina.
E-mail: info@edicioneslea.com
Web: www.edicioneslea.com

ISBN: 978-987-634-996-3

Queda hecho el depósito que establece la Ley 11.723.
Prohibida su reproducción total o parcial, así como
su almacenamiento electrónico o mecánico.
Todos los derechos reservados.
© 2013 Ediciones Lea S.A.

Primera edición. Impreso en Argentina.
Diciembre de 2013. Printing Books.

Marpez, Alberto
    Xiang Gong, el arte chino de la salud total : ejercicios suaves y técnicas de
relajación para la armonía interior / Alberto Marpez y Marisa Melina Callegari. -
1a ed. - Buenos Aires : Ediciones Lea, 2013.
    96 p. ; 23x15 cm. - (Alternativas; 55)

    ISBN 978-987-634-996-3

    1. Medicinas Alternativas. 2. Salud. I. Callegari, Marisa Melina II. Título
    CDD 615.882

PRÓLOGO

Aprendamos del agua:
la suavidad le da su fortaleza.

Hace años que venimos estudiando y profundizando los distintos métodos del Chi Kung en todas sus variantes terapéuticas y espirituales. Sinceramente, en nuestro primer contacto con el Xiang Gong no le dimos mucha importancia porque es muy simple comparado con otros métodos antiguos con efectos terapéuticos comprobados. Por esta razón lo mantuvimos en nuestro archivo durante bastante tiempo sin profundizarlo demasiado. Fue en los últimos años, como consecuencia de los numerosos testimonios positivos que veníamos obteniendo, cuando decidimos investigar con mayor intensidad este método de Qi Gong que parecía casi milagroso en los resultados a pesar de su enorme sencillez. Al hacerlo nos dimos cuenta de que estamos frente a un sistema mucho más antiguo, complejo y transformador de lo que pensábamos. Gracias a esto pudimos mejorar su práctica y enseñanza.

En nuestras clases se daba un fenómeno curioso: cada vez que enseñábamos Xiang Gong –también conocido como "el Chi Kung del Perfume"– rápidamente era adoptado por nuestros alumnos, que comenzaban a practicarlo de manera diaria en sus vidas cotidianas, consiguiendo amplios efectos positivos en su salud física, emocional y mental. Fueron ellos los que nos empujaron con su entusiasmo a una investigación más profunda del Xiang Gong y a quienes les debemos el impulso para escribir este libro.

En nuestra vida cotidiana nosotros también comenzamos a practicarlo en forma diaria, resultándonos mucho más sencillo que otros estilos de Chi kung y logrando además mayor serenidad, paz interior y una revitalización muy notable. Lejos estábamos de pensar que era un sistema tan complejo cuando tuvimos el primer contacto con estas enseñanzas.

Les dedicamos este libro a todos nuestros alumnos. Gracias a ellos estamos motivados a mejorar día a día como personas y profesores. Estas páginas que están hoy en tus manos también surgieron de su participación imprescindible.

Querido lector, te invitamos a sumergirte en la fascinante aventura del Xiang Gong para que puedas mejorar tu vida en todos los aspectos.

Gracias, Gracias, Gracias.

INTRODUCCIÓN

Y así fue nuestro primer contacto con el Xiang Gong:

−¿Chi Kung del qué...?

−Del perfume.

−Ideal para ahorrar en desodorante −pensamos.

Conocíamos más de veinte estilos diferentes de Chi Kung desde los más complejos a los más sencillos, y para ser sinceros esta secuencia de movimientos despreocupados no nos resultaban nada atractiva.

−Los ejercicios son tan fáciles que los puede hacer cualquier persona en cualquier estado.

−Sí. Son tan fáciles que ni parecen Chi kung... −pensamos nuevamente.

−En 15 o 20 minutos se completa la serie.

−Si no, nos dormimos antes −volvió a acotar nuestra vocecita crítica interior.

Terminamos los ejercicios en el tiempo establecido.

−¿Cómo te sentís ahora?

−Bien −respondimos−. Nada especial.

Mentimos. Nuestro cuerpo estaba relajado como si hubiéramos recibido una completa sesión de masajes; nuestra mente estaba más tranquila que tortuga con Valium y todo nuestro cuerpo vibraba en forma placentera. También una sonrisa había invadido nuestros labios, lo cual nos hacía sentir absolutamente... estúpidos.

Ese fue nuestro primer contacto con el Xiang Gong. Aunque no nos había impresionado desde el punto de vista intelectual, sí es cierto que el impacto en nuestro interior había sido notable. No es raro que haya sido así, ya que es un método de la escuela budista Chan que apunta más a la experiencia directa que a la elaboración intelectual.

Desde ese primer día nunca más abandonamos la práctica del Chi Kung del Perfume y podemos afirmar que en el camino sólo conseguimos múltiples beneficios, tanto para el cuerpo como para la mente. También en el nivel espiritual, pero eso ya corresponde a la última etapa del Xiang Gong, que es de verdad una herramienta de transformación de conciencia muy poderosa.

Si te pasa lo mismo en tu primer contacto no dudes en seguir practicando, porque es un camino lleno de recompensas y resultados positivos.

"Soy lo que jamás nació ni jamás morirá,
lo que no viene de ningún sitio ni se convierte en nada,
innato, eterno,
yo mismo para siempre".

Marisa y Alberto

CAPÍTULO I

¿Qué es el Xiang Gong?

*"Un árbol de gran grosor nace de un pequeño tallo,
una pagoda de nueve pisos emerge de un montón de tierra,
un viaje de mil leguas empieza con el primer paso".*

¿Le gustaría, a través de una serie de movimientos suaves y sencillos, recuperar totalmente su salud y aumentar su vitalidad al máximo? Si su respuesta es positiva siga leyendo y descubriendo esta gimnasia china milenaria porque de eso se trata el Xiang Gong, el "Chi Kung del Perfume" y su infinita capacidad de sanación.

Nacido hace 1500 años y puesto a la consideración pública en 1988 por el maestro Tian Ruisheng, se ha convertido desde entonces en el método de Chi Kung más popular de toda China. Por su facilidad de ejecución y por las increíbles sanaciones y recuperaciones logradas por sus practicantes, estos notables logros en la salud han sido ampliamente documentados a través de los años por miles de personas y numerosos tests científicos obteniendo notables resultados en la sanación de todo tipo de problemas físicos. Siendo particularmente efectivo en dolencias como:

- Estrés.

- Contracturas musculares.

- Ansiedad.

- Ataques de pánico.

- Falta de vitalidad.

- Hipertensión.

- Problemas de sueño.

- Enfermedades articulares.

Y más allá de esto, todo tipo de enfermedades crónicas se han recuperado gracias a la práctica perseverante del Chi kung del Perfume.

Antes de comenzar con esta fascinante aventura del Xiang Gong vamos a empezar aprendiendo.

¿Qué es el Chi kung?

El Chi Kung, también conocido como Qi Gong, es un conjunto de métodos que actúan de manera terapéutica y apuntan a la salud total de nuestro cuerpo físico al mismo tiempo que desarrollan nuestra consciencia espiritual en la búsqueda de la iluminación. Tiene unos 5000 años de antigüedad y está firmemente relacionado con la medicina y la filosofía china tradicional.

En la actualidad se lo considera un verdadero tesoro de la cultura china con prácticas efectivas y probadas para sanar enfermedades, desarrollar la vitalidad y expandir las cualidades del Alma.

¿Qué es el Chi kung Bioenergético?

Dentro de esta disciplina existen numerosas escuelas que combinan diversas prácticas terapéuticas y espirituales. La nuestra en particular se llama Chi Kung Bioenergético, ya que a las técnicas chinas milenarias se le suman los métodos del Dr. Alexander Lowen, uno de los más brillantes médicos del siglo XX, que permiten disolver tensiones y liberar emociones negativas, desarmando lo que él definió como "coraza muscular" que no es ni más ni menos que la suma de las tensiones crónicas en nuestro cuerpo.

¿Qué es el Xiang Gong?

El Xiang Gong es una forma particular dentro de los múltiples métodos que nos ofrece la práctica del Chi kung que se caracteriza por sus movimientos suaves, simples, al alcance de todo el mundo. Tal como hemos explicado anteriormente se calcula que tienen unos 1500 años de antigüedad y se supone que su origen proviene del legendario templo Budista Shaolin. Hay diferentes versiones del mismo existiendo incluso una variante tibetana conocida como el Chi kung del Loto Tibetano (Da Zang Gong).

En referencia a su nombre, se traduce como *Xiang*: "Perfume, aroma, fragancia" y *Gong*: "método, ejercicio, movimiento". Podemos decir que esta denominación proviene de uno de los efectos curiosos que provoca esta particular forma de Chi kung. Cuando el Chi se va expandiendo y los meridianos del cuerpo se desbloquean esto se traduce muchas veces en la percepción de una fragancia agradable que es percibida por el ejecutante y a veces hasta por quienes están a su alrededor.

Son efectos más comunes el tener escalofríos, vibraciones, sensación de calor, hormigueos entre otros efectos también relacionados a la sanación del cuerpo.

En su estructura básica se encuentra dividido en tres niveles, variando en los estilos el número de ejercicios de la secuencia que oscila entre 15 y 22 movimientos según las escuelas.

El primer nivel está enfocado a la sanación plena del cuerpo. Sus movimientos son muy suaves y se caracteriza por ser sencillo y estar al alcance de todas las personas. Estos ejercicios pueden realizarse sentado, de pie, caminando y recostado. De tal forma que aun en cama pueden ser practicados.

Esta secuencia no es solo terapéutica sino preventiva, potenciando al máximo las defensas del organismo. En este libro nos enfocaremos principalmente en este nivel. Nombraremos los otros niveles a título informativo.

El segundo nivel del Xiang Gong está diseñado para personas sanas ya que sus movimientos se realizan siempre de pie. Para quien posee alguna enfermedad se recomienda trabajar en forma diaria con el primer nivel por lo menos dos veces al día hasta lograr su recuperación antes de iniciarse en este segundo nivel.

El tercer nivel está enfocado al logro de la iluminación espiritual. Esta expansión de conciencia es la que se conoce en el budismo como Nirvana, en el Yoga como Samadhi y en el cristianismo como consciencia crística o cósmica. Este nivel es el más complejo de todos ya que combina la práctica de gestos sagrados (mudras), sonidos sagrados (mantras), automasaje e imposición de manos con ejercicios espirituales diversos. Está diseñado para un desarrollo espiritual rápido y poderoso y solo es recomendable para personas que busquen estos logros.

¿Cómo practicar el Xiang Gong?

Este método es muy versátil y como ya lo hemos expresado puede ser realizado de múltiples formas. Ya sea que estemos trabajando de pie, sentados, caminando o recostados, realizaremos previamente una secuencia de ejercicios específica para profundizar los efectos benéficos del Chi kung del Perfume.

Estas técnicas previas no deberán pasarse por alto si es que queremos alcanzar el mejor resultado.

Los efectos del Xiang Gong se logran en forma acumulativa, esto significa que sólo con la práctica diaria y perseverante de los mismos podremos llegar al máximo efecto terapéutico. Así que nuestra recomendación si es que deseas llevar este método de manera seria es que agendes en tu rutina diaria dos períodos para la práctica de la secuencia que veremos a continuación. La ejecución de este primer nivel no lleva más de 15 minutos cuando ya la hemos aprendido. Por lo tanto no hay excusas respecto a la cantidad de tiempo que nos insume.

Nosotros mismos hemos practicado el Chi kung del Perfume incluso caminando mientras íbamos a dictar nuestras clases. La variante recostada se puede realizar casi en cualquier momento, ya sea al despertarnos y al ir a dormir. En todos los casos los movimientos se realizan de manera relajada y suave. De los métodos de Chi Kung, el Xiang Gong es el más intuitivo de todos, por lo tanto en su práctica debemos dejarnos guiar por nuestro propio cuerpo que nos irá marcando la velocidad y amplitud de los movimientos. Aunque ciertamente la tradición nos indica que cada ejercicio debe ser realizado 9 veces o múltiplo de 9 (18, 27, 36,…). En esto tampoco debemos ser rígidos, debemos ajustarnos a lo que nuestro propio interior nos vaya indicando.

CAPÍTULO II

Los primeros pasos

*"Siembra un pensamiento
y cosecharás un acto.
Siembra un acto y cosecharás
un hábito.
Siembra un hábito y cosecharás un carácter.
Siembra un carácter y cosecharás un destino".
(Proverbio Chino)*

Comenzaremos con la secuencia básica de pie que es la forma más popular en China:

Ejercicios de calentamiento previo

El objetivo de esta preparación es profundizar los efectos de los movimientos tradicionales del primer nivel del Xiang Gong. Vamos a utilizar ejercicios clásicos de Bioenergética que trabajamos en nuestra escuela de Chi Kung Bioenergético.

Sacudir el cuerpo

Esta práctica que describiremos a continuación nos ayudará a aflojar las tensiones.

- Comenzamos de pie con la espalda recta y los pies a la altura de los hombros.

- Sin dejar de sacudir el cuerpo, flexionar ligeramente las piernas y volver a erguirse. Los pies siempre deben permanecer en contacto con el suelo.

- Sacudimos el cuerpo cada vez con mayor rapidez y con mayor soltura posible.

- Acompañamos siempre con una respiración profunda: Inhalamos por la nariz profundamente y nos relajamos en la exhalación.

- Repetimos unos cinco minutos.

Danza India

- Comenzamos de pie con las piernas separadas naturalmente, los hombros relajados y el cuerpo alineado.

- Flexionamos las rodillas, apoyando las plantas de los pies en forma plena en el suelo.

- Realizamos una respiración suave y profunda: Inhalamos por la nariz, nos relajamos profundamente en la exhalación ya sea por nariz o boca.

- Empezamos a golpear el suelo con las plantas de los pies bien relajadas. Al principio de manera suave y luego incrementando la intensidad, permitiendo que el cuerpo busque su propio ritmo.

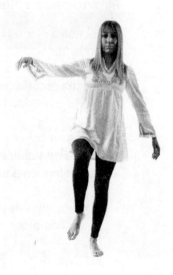

- Sentir cómo el golpeteo de la plantas de los pies llega hasta la coronilla.

- Es muy adecuado realizar esta práctica utilizando ritmos de percusión de fondo.

- Practicamos la técnica durante 5 a 10 minutos.

Balanceo del Cuerpo

- Repetimos los tres primeros pasos del ejercicio anterior.

- Ubicamos los brazos hacia delante a la altura de los hombros aproximadamente, de manera relajada.

- Balanceamos el cuerpo hacia atrás y delante con movimientos pendulares de los brazos que irán con una intensidad progresiva.

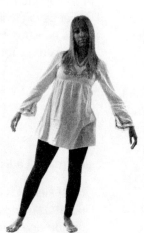

- Así paulatinamente vamos aumentando la velocidad en los movimientos de los brazos.

- Practicamos el ejercicio de 5 a 10 minutos aproximadamente.

Postura saber estar de pie

- Comenzamos de pie con las piernas separadas naturalmente, los hombros relajados y el cuerpo alineado.

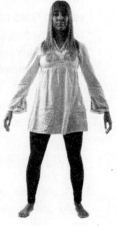

- Flexionamos las rodillas, apoyando las plantas de los pies en forma plena en el suelo.

- Al exhalar flexionar un poco más las rodillas, al inhalar volver a la posición anterior sin tensar las rodillas en ningún momento. Lo repetimos de dos a tres veces.

Primer Nivel de Xiang Gong

A continuación comenzaremos con el primer nivel de la técnica. En primer lugar, friccionamos nuestras manos aumentando la circulación al máximo y realizamos la primera forma.

Forma 1: La Esfera que Pulsa

Sin alejar los codos del cuerpo ubicamos nuestras manos como si estuviéramos sosteniendo una pelota mediana delante de nuestro cuerpo. Nos imaginamos que esta pelota pulsa, expandiéndose y volviendo a su tamaño natural. Nuestras manos entonces marcan ese movimiento, separándose y acercándose con suavidad. Debemos chequear que nuestro cuerpo y particularmente los hombros se encuentren bien relajados.

Forma 2: El Dragón Mueve la cabeza

Acercamos las manos formando un triángulo sin que se lleguen a tocar las yemas de los dedos. Llevamos las manos hacia un lado formando un ángulo de 45 grados y luego hacia el otro lado, realizando un balanceo suave y sencillo.

Forma 3: El Fénix asiente

Volvemos a formar el triángulo con las manos, sin que se toquen las yemas de los dedos.

Con las manos en la misma posición anterior ahora las traemos hacia arriba en dirección al pecho y luego volvemos al punto de partida. Siempre el cuerpo debe estar relajado para permitir que se vuelva permeable a la circulación de Chi.

Forma 4: El Ocho Chino

Su nombre proviene de la forma en la que se traza el número ocho en el idioma chino. Con las manos en la misma posición anterior. Comenzamos desde arriba cerca del pecho y desde ahí vamos deslizando lateralmente hacia abajo en movimiento descendente, ligeramente circular y volvemos.

Forma 5: Tocar el Instrumento hacia abajo

Colocamos las manos con las palmas hacia abajo frente a nosotros. Con los codos cerca del cuerpo las separamos con un movimiento circular hasta llevarlas a los lados del cuerpo. Luego volvemos al punto de partida y lo repetimos como en los ejercicios anteriores de manera muy relajada.

Forma 6: Tocar el Instrumento hacia arriba

Al igual que la forma anterior. Colocamos las manos con las palmas hacia arriba frente a nosotros. Con los codos cerca del cuerpo las separamos con un movimiento circular hasta llevarlas a los lados del cuerpo. Luego volvemos al punto de partida y lo repetimos como en los ejercicios anteriores de manera muy relajada.

Forma 7: El Loto se Mueve con la Brisa

Nuevamente ubicamos las manos como si estuviéramos sosteniendo una pelota mediana y en este caso llevamos esa pelota hacia un lado y hacia el otro con los codos cerca del cuerpo.

Forma 8:
Mi mundo se mueve hacia la izquierda

Seguimos visualizando que sostenemos una pelota mediana y en este caso trazamos círculos en el sentido contrario a las agujas del reloj. Sin separar demasiado los codos del cuerpo.

Forma 9:
Mi mundo gira hacia la derecha

Repetimos el paso anterior pero esta vez los giros son en el sentido de las agujas del reloj.

Forma 10: Llevo energía a mis oídos

Con la misma posición de sostener la pelota en este caso vamos a llevar nuestras manos hacia arriba hasta que las palmas apunten en nuestros oídos. Luego bajamos nuevamente al punto de partida con suave balanceo.

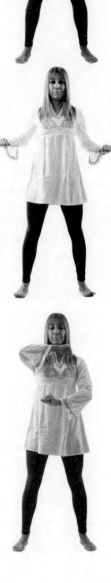

Forma 11: Llevo energía a mis ojos

Similar al anterior pero esta vez al subir nuestras manos nos imaginaremos que estamos sosteniendo un par de copitas que llevaremos hacia nuestros globos oculares. Luego las manos vuelven al punto de partida. Seguimos al movimiento de manera suave.

Forma 12: Remando en la corriente

Colocamos los puños muy flojos cerca del cuerpo y realizamos el movimiento de remar llevándolos hacia adelante.

Forma 13: La pelota rueda

Con los puños cerrados y flojos ubicamos el antebrazo derecho sobre el antebrazo izquierdo, en forma giratoria hacemos que el antebrazo izquierdo suba y el antebrazo derecho baje; manteniendo esta coordinación de movimientos los hacemos en forma relajada. Para la correcta ejecución de la forma, el movimiento debe iniciarse desde el hombro.

Forma 14: Los peces saltan en el agua

De manera similar al anterior en este caso ubicamos la mano derecha sobre la mano izquierda con las palmas apuntando hacia el suelo. Realizamos el mismo movimiento giratorio del ejercicio anterior, o sea hacia adelante.

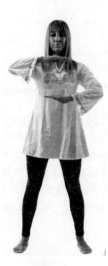

Forma 15: El Barquero en el río

Nuevamente ubicamos nuestra mano derecha sobre nuestra mano izquierda con las palmas hacia abajo. Con un movimiento de balanceo como si estuviésemos acunando un bebe, llevamos un codo bien hacia arriba y luego los brazos van hacia el otro lado.

Forma 16: Manos en el Tan Tien

A la altura del centro Tan Tien, o sea, a unos dos a tres dedos por debajo del ombligo. Ubicamos nuestras manos. La mano derecha sobre la mano izquierda con las palmas apuntando hacia el cuerpo. Desde esa posición las abrimos y las llevamos hacia arriba hacia la altura de los hombros y volvemos.

Forma 17: Levantar el Agua

Los brazos comienzan relajados a los lados del cuerpo. Los levantamos hacia adelante con las muñecas relajadas y los dedos apuntando hacia abajo hasta la altura de los hombros. Luego bajamos con los dedos apuntando hacia arriba y volvemos al punto de partida. Repetimos este suave balanceo.

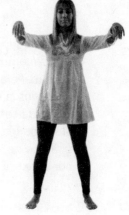

Forma 18: La Plegaria de Buda

Ubicamos las manos en posición de plegaria a la altura del pecho y nos quedamos sintiendo la circulación de Chi (energía vital) en nuestro cuerpo.

Al finalizar las 18 formas de Xiang Gong aprovechamos el Chi que queda naturalmente en nuestras manos y realizamos imposición de manos. Para eso las friccionamos para activar el Chi y luego masajeamos el rostro, el cuello y las zonas del cuerpo que deseamos sanar. Alternamos el masaje con imposición de manos, apoyando las palmas sobre las zonas que deseamos energizar.

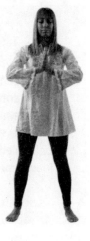

Las claves

Realizar los ejercicios previos. Trabajar con respiración suave y profunda. Ejecutar los movimientos de manera suave, con el cuerpo relajado. Dejarse guiar por la intuición del propio cuerpo en cuanto a la velocidad, amplitud y repeticiones de las 18 formas.

CAPÍTULO III

Un poco de historia

*"Si miras la flor, la flor te sonríe.
Puedes encontrar a Dios en todas las cosas".*

Los orígenes del Xiang Gong

¿Qué clase de Chi Kung es el Xiang Gong?

Es un estilo que se origina en la rama Budista del Chi Kung.

¿Qué es el Budismo?

Es una filosofía espiritual desarrollada por el Buda Gautama que se originó en la India y se término expandiendo de forma muy marcada a todo Oriente particularmente a China desde donde pasa Japón y al Tíbet.

¿Cómo se originan los métodos de Chi kung Budistas?

Cuando el Budismo comienza su expansión en China inevitablemente se combina con otras prácticas espirituales anteriores que ya estaban desarrolladas, en particular las provenientes del Taoísmo que es justamente el origen del Chi Kung. Por lo tanto era inevitable que terminaran surgiendo numerosos métodos de Chi Kung basados en este nuevo movimiento místico que era el Budismo.

¿Cómo se desarrolló el Budismo en China?

Su crecimiento fue muy rápido debido a la gran receptividad y avidez del pueblo chino por esta filosofía espiritual. Surgieron muchos templos budistas. Los dos más importantes fueron los monasterios de Honan y el legendario templo Shaolin. Como característica particular de estos enormes monasterios chinos era la convivencia bajo el mismo techo de diferentes escuelas de budismo, que se desarrollaban en forma armoniosa y se intercambiaban métodos y técnicas para un crecimiento mutuo.

¿A qué escuela budista pertenece el Xiang Gong?

El Xiang Gong pertenece a la escuela budista Mizong Chan, que como dijimos anteriormente florecía dentro del Templo Shaolin.

¿Qué significa exactamente Mizong Chan?

La palabra Mizong define al budismo tántrico o esotérico. Habitualmente conocido como el Vajrayana (El Camino del Diamante). En este sendero budista a las enseñanzas y meditaciones tradicionales del budismo se le suman poderosos ejercicios energéticos tomados del Yoga para potenciar el logro de la iluminación espiritual.

Entre estas técnicas tenemos los trabajos corporales, ejercicios respiratorios (pranayamas), activación de Kundalini y chakras, mantras y mándalas.

Chan es la palabra china equivalente a Zen de Japón. El budismo Zen es uno de los más ampliamente conocidos en Occidente. Su característica principal es la búsqueda de la experiencia espiritual directa, de la vivencia de la energía y la consciencia pura; por lo tanto también es conocido como el Budismo "Sin forma" debido a que no se utilizan las imágenes de Buda como intermediario para el logro de la Iluminación espiritual (Nirvana).

Combinando entonces estas dos palabras entendemos que esta escuela budista en particular utiliza ejercicios y meditaciones energéticos para alcanzar las metas del budismo, pero sin basarse en las imágenes del Buda; algo muy diferente al budismo Tibetano que también pertenece al camino del Vajrayana pero que es un budismo tántrico "Con forma".

¿Qué nivel de profundidad tiene el Xiang Gong?

El Xiang Gong es un estilo de Chi Kung de alto nivel de cultivo. Esto significa que con la práctica de sus tres niveles se pueden alcanzar los más altos logros del camino budista. Cualquier otra práctica es complementaria pero no necesaria. De allí las características de sus tres niveles. El primer nivel que es terapéutico y busca prevenir y sanar cualquier enfermedad física o desarmonía psicológica. El segundo nivel que busca revitalizar el cuerpo y potenciar la longevidad. Y el tercer nivel que es el más complejo y apunta a la Iluminación total.

Los dos primeros niveles remarcan el aspecto "Chan" ya que se enfocan en el dejarse fluir y la concentración en el Aquí y Ahora.

El tercer nivel acentúa el aspecto Mizong o Vajrayana porque se basa en gestos sagrados (mudras), ejercicios respiratorios, automasaje e imposición de manos y trabajo energético.

En el taoísmo se habla de "cultivar el tao" que significa practicar en forma diaria los ejercicios del Chi Kung y los principios filosóficos del taoísmo. En el budismo de igual manera de habla de cultivar el Dharma que se refiere específicamente a seguir las normas y principios del budismo y realizar las prácticas espirituales en forma diaria, de allí es que surge el concepto de que el Chi Kung del Perfume es de alto nivel de cultivo.

Resumiendo, si alguien se adhiere plenamente a la filosofía del budismo y practica en forma diaria el Chi kung del perfume alcanzará el nivel necesario para el logro del Nirvana en el menor tiempo posible.

¿Necesito ser budista para practicar Chi Kung del perfume?

De ninguna manera. Su origen ciertamente es budista pero está desarrollado para que todos alcancemos la salud plena, la paz interior y el máximo desarrollo espiritual posible.

¿Se sabe exactamente quién creo el Xiang Gong?

Sí, fue el maestro Lian Hua del templo Shaolin. Uno de los problemas que enfrentaban los monjes en su práctica espiritual era el deterioro de sus capacidades físicas y los consecuentes problemas de salud debido a que llevaban una vida muy sedentaria dedicada casi exclusivamente al estudio y la meditación.

Los métodos de Chi Kung budistas intentaron corregir esto permitiendo que los niveles de salud y vitalidad se incrementaran y de esta forma prevenir y sanar todo tipo de enfermedades al mismo tiempo que mejoraban su expectativa de vida.

Por eso los dos primeros niveles del Chi kung del perfume se enfocan en la autocuración y la revitalización del cuerpo físico.

Se calcula que el método posee una antigüedad de 1.500 años aproximadamente. Como característica particular el maestro Lian Hua estableció que solo estuviera autorizado un instructor del estilo por generación con el objeto de mantener un número limitado de practicantes exclusivamente seleccionados por el maestro a cargo de la enseñanza del Chi Kung perfume.

¿Se conocen algunos otros maestros del estilo?

Han quedado registros de que durante la dinastía Tang el maestro a cargo fue el monje Xuan Zang. Otro registro nos dice que fue el maestro Li Xiu Xuan quien estuvo a cargo del Xiang Gong durante la dinastía Song.

¿Cómo se populariza el Xiang Gong en los últimos años?

Las diferentes escuelas de budismo que convivían en el templo Shaolin terminan diferenciándose, creando sus propios templos.

En el caso de la escuela Mizong Chan uno de los templos más notorios es el monasterio Bai Ma (Caballo Blanco) que está ubicado cerca de Luo Yang en la provincia de He Nan. Es en esta provincia donde comienza la historia de la difusión popular contemporánea del Xiang Gong.

Cuando el maestro Tian Ruisheng era pequeño desarrolló una enfermedad progresiva de la piel que la medicina tradicional no pudo sanar. El avance de la misma llegó a tal punto que su propia vida empezó a estar comprometida. Sus padres comenzaron a buscar entonces otros tipos de alternativa para poder salvar la vida de su hijo. Se contactaron con el maestro Shi Wu Kong perteneciente al templo Bai Ma, quien usando técnicas de imposición de manos y masajes logra la sanación total del niño de 12 años de edad. Justamente era este monje el instructor a cargo del estilo Xiang Gong de ese momento. De hecho fue usando su poder curativo desarrollado a través de la práctica del Tercer Nivel del Chi Kung del perfume lo que le permitió revertir la enfermedad.

El maestro se encariña con el niño y comienza a enseñarle el estilo ya que lo termina eligiendo como el futuro heredero del mismo. Tian Ruisheng nunca llegó a ser monje porque eligió el camino de una vida ordinaria. Sin embargo frecuentaba el templo Bai Ma para seguir aprendiendo filosofía y métodos de la escuela.

Fueron también sus maestros en el monasterio los monjes Zheng Yan y Hai Fa con quienes profundizó sus conocimientos sobre el budismo esotérico.

¿Cómo se vuelve popular en la actualidad el Xiang Gong?

En el año 1988 y con 62 años de edad el maestro Tian Ruisheng decide hacer público al Chi kung del perfume. Conviene recordar que a fines de la década de los 80 el gobierno de China se vuelve mucho más abierto a este tipo de prácticas apareciendo ante la opinión pública numerosos estilos de Chi Kung y prácticas espirituales que hasta entonces se venían manteniendo secretas.

El maestro Ruisheng comienza con un grupo pequeño de alumnos que rápidamente se transforma en un grupo de 200 a 300 practicantes. Muchos de sus alumnos tenían enfermedades crónicas diversas que lograron alivio y curación de manera muy rápida, incluso instantáneas en muchos casos. La lista de dolencias sería muy larga de exponer pero entre las principales podemos citar los problemas óseos y articulares, hipertensión, diabetes, y varios casos de cáncer.

La única publicidad que recibió el Xiang Gong fue de boca a boca, nunca se promocionó de otra manera. Sin embargo la cantidad de seguidores se fue multiplicando geométricamente. Los grupos rápidamente pasaron a ser de 1500 personas y el maestro Ruisheng comenzó a viajar a distintas ciudades para enseñar el notable arte del Xiang Gong. La concurrencia más alta fue de 50000 personas en un estadio de futbol.

El maestro combinaba la enseñanza del primer y segundo nivel con prácticas de automasaje e imposición de manos, e incluso, él mismo enviaba hacia la multitud su energía curativa.

Tian Ruisheng dejo su cuerpo físico entrando en el Nirvana el 30 de septiembre de 1995 en su propia casa.

Dejó al Xiang Gong como una de las joyas más valiosas de la sabiduría china para el mundo.

En la actualidad el Xiang Gong es practicado por millones de personas en China donde es uno de los dos estilos de Chi Kung más conocidos. Y también posee numerosos seguidores en varios países del mundo.

Los hijos del maestro se han establecido actualmente en Taiwán donde siguen promoviendo este notable sistema.

En nuestra escuela de Chi kung Bioenergético intentamos seguir popularizando este método por su sencillez y eficacia en el logro de la armonía del cuerpo y la mente.

CAPÍTULO IV

¡A seguir practicando Xiang Gong!

*"Aprende a sentarte en silencio,
conviértete en un espejo.
Refleja la vida".*

Veremos a continuación la variante sentada del primer nivel del Chi Kung del perfume. Aunque podríamos repetir exactamente igual los movimientos de la secuencia de pie sugerimos cierta preparación y algunos mínimos cambios para que su efecto sea más profundo. Realizaremos unos ejercicios previos que utilizamos en la escuela de Chi Kung Bioenergético para percibir y profundizar los efectos de la energía vital (chi).

Ejercicios previos:

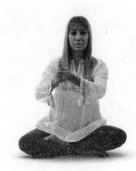

- Friccionar y masajear las manos. Al finalizar nos detenemos unos segundos para sentir la sensación de chi.

- Masajear y friccionar cada uno de los dedos de las manos prestando particular atención a la base de las uñas.

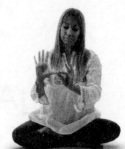

- Masajear y friccionar las muñecas. Realizar giros con las manos.

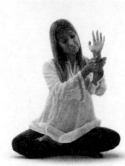

- Friccionar y masajear los codos por dentro y por fuera. Realizar giros con los codos.

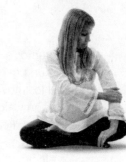

- Masajear y friccionar hombros y trapecios. Realizar suaves giros hacia adelante y hacia atrás.

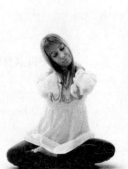

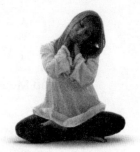

- Masajear y friccionar toda la musculatura del cuello. Realizar giros suaves en un sentido y el otro de manera muy relajada con la cabeza.

Sugerencias:

- Mantener una pequeña distancia entre los dedos sin que lleguen a tocarse durante la ejecución de los movimientos. Esto permite una percepción más suave y tranquila de la energía.

- Nuestra respiración deberá ser lenta, suave y tranquila para inducir un mejor estado de relajación.

- Conviene desarrollar un cierto estado de tranquilidad interior antes de comenzar con la secuencia, en este sentido sugerimos enfocar nuestra mente en imágenes de paisajes que nos transmitan serenidad y paz interior.

Pasos:

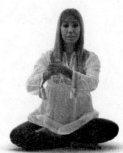

Friccionamos nuestras manos aumentando la circulación al máximo y realizamos la primera forma.

1ª forma: La Esfera que Pulsa

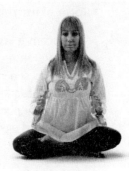

Sin alejar los codos del cuerpo ubicamos nuestras manos como si estuviéramos sosteniendo una pelota mediana delante de nuestro cuerpo. Nos imaginamos que esta pelota pulsa, expandiéndose y volviendo a su tamaño natural. Nuestras manos entonces marcan ese movimiento, separándose y acercándose con suavidad. Debemos chequear que nuestro cuerpo y particularmente los hombros se encuentren bien relajados.

2ª forma:
El Dragón Mueve la cabeza

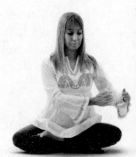

Acercamos las manos, formando un triángulo sin que se lleguen a tocar las yemas de los dedos. Las llevamos hacia un lado formando un ángulo de 45 grados y luego hacia el otro lado, realizando un balanceo suave y sencillo.

3ª forma: El Fénix asiente

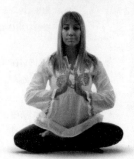

Con las manos en la misma posición, ahora las traemos hacia arriba en dirección al pecho y luego volvemos al punto de partida. Siempre el cuerpo debe estar relajado para permitir que se vuelva permeable a la circulación de Chi.

4ª forma: El Ocho Chino

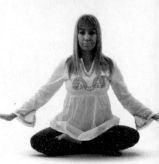

Con las manos en la misma posición anterior. Comenzamos desde arriba cerca del pecho y desde ahí vamos deslizando lateralmente hacia abajo en movimiento descendente, ligeramente circular y volvemos.

5ª forma:
Tocar el Instrumento hacia abajo

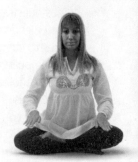

Colocamos las manos con las palmas hacia abajo enfrente nuestro. Con los codos cerca del cuerpo las separamos con un movimiento circular hasta llevarlas a los lados del cuerpo. Luego volvemos al punto de partida y lo repetimos como en los ejercicios anteriores de manera muy relajada.

6ª forma: Tocar el Instrumento hacia arriba

Al igual que la forma anterior. Colocamos las manos con las palmas hacia arriba enfrente nuestro. Con los codos cerca del cuerpo las separamos con un movimiento circular hasta llevarlas a los lados del cuerpo. Luego volvemos al punto de partida y lo repetimos como en los ejercicios anteriores de manera muy relajada.

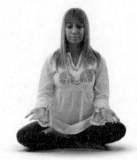

7ª forma: El Loto se Mueve con la Brisa

Nuevamente ubicamos las manos como si estuviéramos sosteniendo una pelota mediana y en este caso llevamos esa pelota hacia un lado y hacia el otro con los codos cerca del cuerpo.

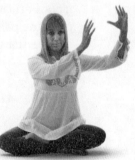

8ª forma: Mi mundo se mueve hacia la izquierda

Seguimos visualizando que sostenemos una pelota mediana y en este caso trazamos círculos en el sentido contrario a las agujas del reloj. Sin separar demasiado los codos del cuerpo.

9ª forma: Mi mundo gira hacia la derecha

Repetimos el paso anterior pero esta vez los giros son en el sentido de las agujas del reloj.

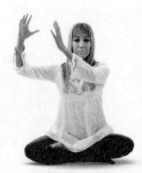

10ª forma: Llevo energía a mis oídos

Con la misma posición de sostener la pelota en este caso vamos a llevar nuestras manos hacia arriba hasta que las palmas apunten en nuestros oídos. Luego bajamos nuevamente al punto de partida ese suave balanceo.

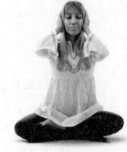

11ª forma: Llevo energía a mis ojos

Similar al anterior pero esta vez al subir nuestras manos nos imaginaremos que estamos sosteniendo un par de copitas que llevaremos hacia nuestros globos oculares. Luego las manos vuelven al punto de partida. Seguimos el movimiento de manera suave.

12ª forma: Remando en la corriente

Colocamos los puños muy flojos cerca del cuerpo y realizamos el movimiento de remar llevándolos hacia adelante.

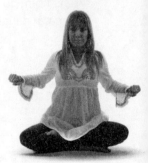

13ª forma: La pelota rueda

Con los puños cerrados y flojos ubicamos el antebrazo derecho sobre el antebrazo izquierdo, en forma giratoria hacemos que el antebrazo izquierdo suba y el antebrazo derecho baje y manteniendo esta coordinación de movimientos lo hacemos en forma relajada. Para la correcta ejecución de la forma el movimiento debe iniciarse desde el hombro.

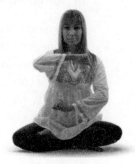

14ª forma: Los peces saltan en el agua

De manera similar al anterior en este caso ubicamos la mano derecha sobre la mano izquierda con las palmas apuntando hacia el suelo. Realizamos el mismo movimiento giratorio del ejercicio anterior o sea hacia adelante.

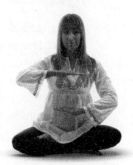

15ª forma: El Barquero en el río

Nuevamente ubicamos nuestra mano derecha sobre nuestra mano izquierda con las palmas hacia abajo. Con un movimiento de balanceo como si estuviésemos acunando un bebé, llevamos un codo bien hacia arriba y luego los brazos van hacia el otro lado.

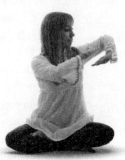

16ª forma: Manos en el Tan Tien

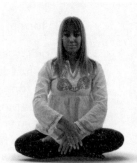

A la altura del centro Tan Tien, o sea, a unos dos a tres dedos por debajo del ombligo. Ubicamos nuestras manos. La mano derecha sobre la mano izquierda con las palmas apuntando hacia el cuerpo. Desde esa posición las abrimos y las llevamos hacia arriba hacia la altura de los hombros y volvemos.

17ª forma: Levantar el Agua

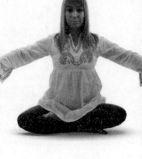

Los brazos comienzan relajados a los lados del cuerpo. Los levantamos hacia adelante con las muñecas relajadas y los dedos apuntando hacia abajo hasta la altura de los hombros. Luego bajamos con los dedos apuntando hacia arriba y volvemos al punto de partida. Repetimos este suave balanceo.

18ª forma: La Plegaria de Buda

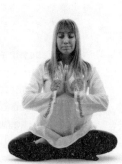

Ubicamos las manos en posición de plegaria a la altura del pecho y nos quedamos sintiendo la circulación de Chi (energía vital) en nuestro cuerpo.

Al finalizar las 18 formas de Xiang Gong aprovechamos el Chi que queda naturalmente en nuestras manos para realizarnos imposición de manos, para eso las friccionamos para activar el Chi y luego masajeamos el rostro, el cuello y las zonas del cuerpo que deseamos sanar. Alternamos el masaje con la imposición de manos. Apoyamos las palmas sobre las zonas que deseamos energizar.

CAPÍTULO V
Prácticas espirituales complementarias

"Al lugar de donde proceden las palabras,
no se puede acceder con ellas.
La conciencia está más allá del lenguaje".

Repetimos por si no quedó claro: el Chi Kung del perfume ofrece en sus tres niveles todo lo necesario para ir desde la recuperación de la salud hasta el nivel más alto de iluminación espiritual. Sin embargo, para que su práctica no sea tan monótona se pueden agregar algunos ejercicios espirituales que nos permitirán acompañar el proceso de transformación interna y externa que producen este método de Chi kung.

Nuestras sugerencias son las siguientes prácticas espirituales que pueden ser agregadas en cualquier momento del día acompañando nuestra rutina del primer nivel de Xiang Gong, preferentemente al final de la misma.

Ejercicio Espiritual: Pacificación del Mundo

Pasos:

1. Nos sentamos cómodamente en el suelo o en una silla. También puede ser realizado de pie.

2. Ubicamos las manos en posición de plegaria. Al inhalar llevamos las manos a los lados del cuerpo hacia abajo, abriendo bien el pecho. Al exhalar volvemos al punto de partida.

3. Inhalamos y las manos se abren hacia la altura de los hombros y al exhalar vuelven suavemente.

4. Al inhalar los brazos se llevan suavemente hacia arriba, las palmas quedan apuntando hacia adelante, al exhalar vuelven a la posición de plegaria.

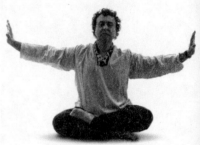

5. Repetimos el ejercicio de pacificación un mínimo de siete veces.

Ejercicio Espiritual: Armonía Universal

Pasos:

1. Nos sentamos en una posición cómoda con la columna alineada ya sea en el piso o en una silla. También puede ejecutarse de pie.

2. Dejamos los ojos entreabiertos, mirando hacia el infinito.

3. Abrimos ampliamente los brazos como si quisiéramos abrazar al Universo.

4. Las manos permanecen abiertas en forma natural hacia el frente, sin tensión.

5. Comenzamos a enfocarnos en el centro de nuestro pecho, especialmente en la zona del corazón.

6. Trabajamos con una respiración suave, tranquila y profunda: Inhalamos profundo, nos relajamos completamente en la exhalación llevando nuestra atención a la zona del centro cardíaco (centro Tan Tien medio)

7. Durante el ritmo respiratorio suave y tranquilo visualizamos al planeta Tierra entero con todos sus seres vivientes.

8. Al inhalar imaginamos una corriente poderosa de Chi entrando por nuestra coronilla y condensándose en el centro de nuestro pecho.

9. En la exhalación imaginamos que esta energía se proyecta desde nuestro pecho hacia todos los seres vivientes y al planeta Tierra mismo. Armonizándolos y sanándolos.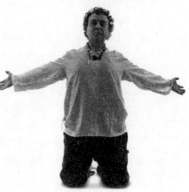

10. Mantenemos la práctica de tres a cinco minutos.

Ejercicio Espiritual: Respiración del Delfín

La respiración del delfín, es una meditación perteneciente al misticismo oriental de China y Japón. Es una técnica muy sencilla pero a la vez muy profunda por los efectos positivos que aporta al organismo:

• Nos llena de vitalidad

• Ayuda a aquietar la mente

• Elimina los estados melancólicos o negativos

Pasos

1. Nos ubicamos en nuestra posición favorita de meditación, en el piso o en una silla con la columna bien alineada.

2. Buscar un lugar donde estemos por unos minutos a solas y no podamos ser molestados.

3. Es ideal que el lugar sea aireado.

4. Es recomendable poner música relajante, alguna vela o una esencia para entrar en clima.

5. Cerramos los ojos.

6. Comenzamos a trabajar con una respiración suave, tranquila y profunda.

7. Inhalamos por la nariz, nos relajamos profundamente en la exhalación.

8. Visualizar que en el centro de nuestra cabeza (la coronilla) aparece una abertura respiratoria como la de la cabeza de un delfín.

9. Al inhalar la energía del Universo entra por esa abertura y se expande a todo nuestro cuerpo.

10. Al exhalar la energía sale por la coronilla, conectándonos con el Universo, haciéndonos uno con el Cosmos.

11. Mantenemos la meditación un mínimo de 15 minutos.

Ejercicio Espiritual:
Meditación del Amor Incondicional

Esta meditación budista enseña a enfocarnos en el Amor Incondicional y la Compasión hacia todos los seres vivos.

Pasos

1. Sentarse cómodamente con la columna alineada y las palmas sobre las rodillas.

2. Enfocarse en el centro del pecho.

3. Comenzar con una respiración circular: Inhalar por la nariz, relajarse completamente en la exhalación.

4. Enfocarse en el Amor Incondicional hacia alguien que amamos brindándole todo el amor del Universo.

5. Luego se cambia el enfoque y ponemos la imagen mental de nosotros mismos, abriéndonos a recibir el Amor Incondicional del Cosmos. Comenzamos a sentir Compasión por nosotros y lentamente sentimos cómo la energía florece en el centro del corazón.

6. Mientras se exhala visualizar la Compasión que se expande desde el corazón como un rayo de luz.

7. Visualizamos luego que enviamos buena voluntad y amabilidad amorosa a todos los seres vivientes del Planeta Tierra y luego al Universo. Esta energía se expande en todas direcciones, beneficiando a todos.

8. Mantener la meditación al menos 15 minutos. Luego sentimos las sensaciones de bienestar que quedaron en la mente y el cuerpo.

CAPÍTULO VI

¡A seguir practicando!

*"En realidad se requiere muy poco para experimentar el Universo.
Basta con que nos tranquilicemos, con que alcancemos el
silencio. Ahí está el Cosmos viviendo
Y actuando en ti".*

Veremos ahora cómo se realiza nuestra primera serie de Xiang
Gong estando recostados. Una de las razones de la popularidad
de este método es que todo el mundo puede realizarlo, aun una
persona que se esté recuperando en cama.

La realización de este primer nivel en la posición recostada produce unos resultados muy básicos respecto al aumento de la circulación de chi en nuestro cuerpo, por lo tanto debiéramos pasar
a la posición sentada o de pie en cuanto esté dentro de nuestras
posibilidades. De ser posible debiéramos realizar esta práctica en
un ambiente aireado.

En este caso conviene crear un ambiente cómodo y agradable,
asegurándonos de no tener ninguna interrupción durante el lapso
de práctica. Para crear este ambiente podemos utilizar algún
aceite esencial preferentemente floral y una música relajante en
un volumen no demasiado alto.

Como de costumbre los movimientos deberán ser realizados
con la máxima relajación posible, permitiendo de esta forma que
el Chi se abra camino en nuestros meridianos. Haremos lo posible
por enfocarnos en el Aquí y Ahora permitiendo que sea la energía vital misma la que adapte la velocidad y forma del ejercicio.

Ejercicios previos

Respiración energizante

- Tiene como objetivo liberar las tensiones de nuestro cuerpo al mismo tiempo que desprendemos las toxinas de los tejidos gracias a los movimientos de las sacudidas.

- Para realizarla inhalamos en forma suave y profunda. Retemos y sacudimos intensamente los brazos, las piernas y de ser posible todo nuestro cuerpo.

- Cuando llegamos al límite de retención del aire, exhalamos con un suave suspiro por la boca mientras relajamos toda la musculatura.

- Lo repetimos un mínimo de siete veces.

Respiración de la Barra de hierro

Diseñada para recargar de energía vital (chi) todas las células de nuestro cuerpo. Se realiza de la siguiente manera:

- Inhalamos en forma suave, tranquila y profunda. Imaginando que una poderosa corriente de energía entra por nuestra aspiración inundando todo el cuerpo. Retenemos el aire mientras al mismo tiempo contraemos toda la musculatura del cuerpo, de tal forma que imite a una sólida y firme barra de hierro. Cuando llegamos al límite de nuestra retención exhalamos por la boca entreabierta con un suave suspiro (Ha), mientras relajamos todos los músculos.

- Lo realizamos un mínimo de siete veces.

A modo explicativo pondremos las imágenes de cada forma del Xiang Gong recostados.

1ª forma: La Esfera que Pulsa

- Nos preparamos friccionando las manos.

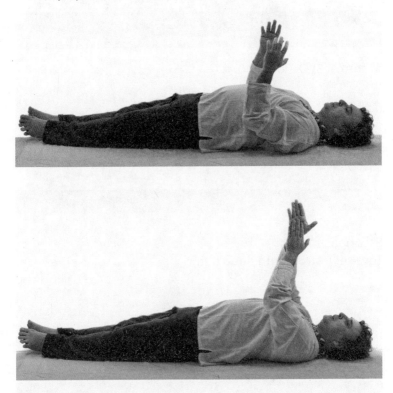

2ª forma: El Dragón Mueve la cabeza

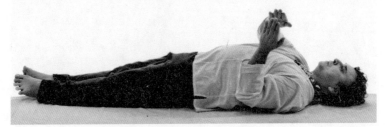

3ª forma: El Fénix asiente

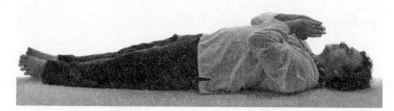

4ª forma: El Ocho Chino

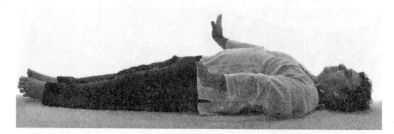

5ª forma:
Tocar el Instrumento hacia abajo

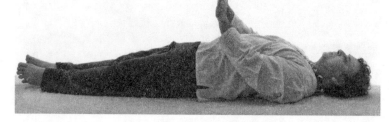

6ª forma:
Tocar el Instrumento hacia arriba

7ª forma:
El Loto se Mueve con la Brisa

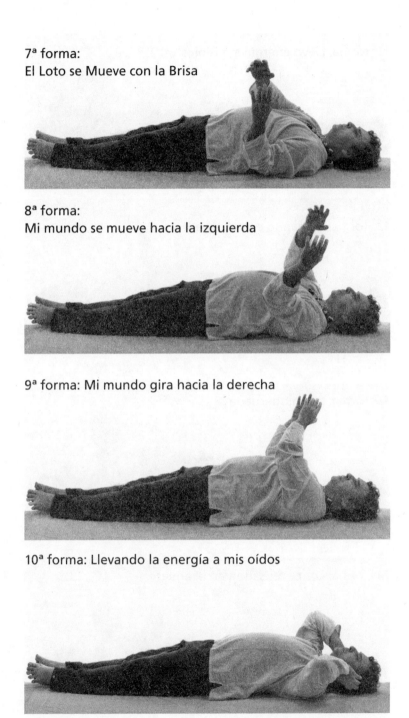

8ª forma:
Mi mundo se mueve hacia la izquierda

9ª forma: Mi mundo gira hacia la derecha

10ª forma: Llevando la energía a mis oídos

11ª forma: Llevo energía a mis ojos

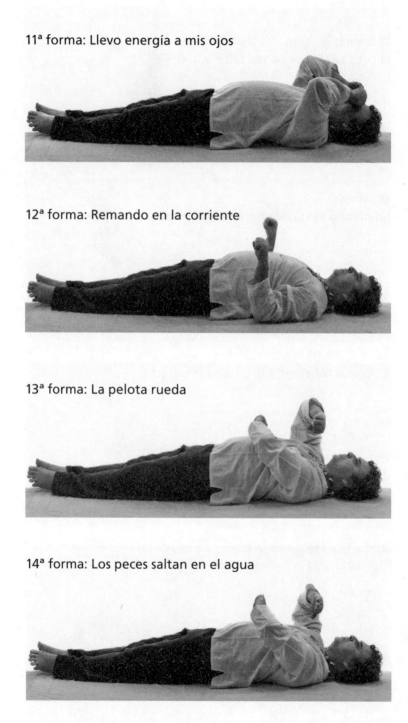

12ª forma: Remando en la corriente

13ª forma: La pelota rueda

14ª forma: Los peces saltan en el agua

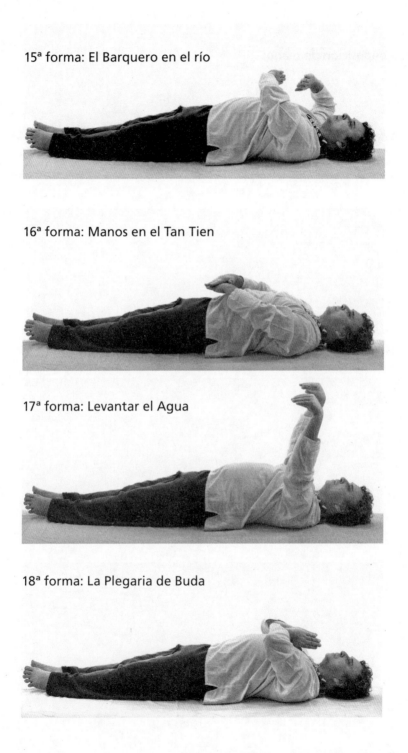

15ª forma: El Barquero en el río

16ª forma: Manos en el Tan Tien

17ª forma: Levantar el Agua

18ª forma: La Plegaria de Buda

Imposición de manos

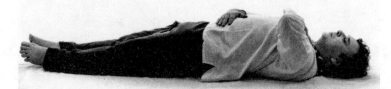

CAPÍTULO VII

Las Artes Curativas Chinas

"La persona que vive con ideas fijas vive una vida muerta".

¿Qué son las artes curativas chinas?

Las artes curativas chinas tradicionales consisten en múltiples técnicas y procedimientos que se enfocan en el concepto del reequilibrio bioenergético del organismo humano. Entre ellas podemos nombrar al Chi kung, la acupuntura, la digitopuntura, la moxibustión, tisanas herbales y remedios naturales.

¿No son muy diferentes entre sí?

Sí, pero tienen en común la búsqueda del equilibrio de la energía humana que los antiguos sabios chinos han llamado "Chi".

¿Qué es el Chi?

El Chi es el nombre que los chinos le dieron a la energía universal. Esta idea no es exclusiva de ellos ya que en la India se la denominó "Prana" y en Japón "Ki", recibiendo en otras culturas diversos nombres también.

Esta energía universal se transforma en energía vital en todos los seres vivientes. Cuando el chi es fuerte y equilibrado tenemos una salud perfecta. Cuando el chi es deficiente y desequilibrado surge la enfermedad.

Entonces, aunque las artes curativas chinas son amplias y diversas todas se combinan en la búsqueda del restablecimiento del equilibrio del chi.

¿Cómo se manifiesta esta energía en el cuerpo humano?

Esta energía se manifiesta en el cuerpo humano a través de canales de energía denominados "meridianos" y centros de energía llamados Tan Tien en el Chi Kung. El concepto de Tan Tien chino es similar al concepto de chakra de la India. Los meridianos son como arterias y venas de energía que recorren nuestro cuerpo, a veces en forma superficial y en algunos otros tramos de manera interna. Los puntos utilizados en acupuntura y digitopuntura se encuentran justamente sobre estos meridianos.

¿Cómo funciona el Chi Kung en general?

El Chi Kung restablece el equilibrio de la energía vital (chi) a través de movimientos, ejercicios respiratorios, posiciones estáticas, automasaje y estiramientos. Actúa preferentemente de manera preventiva aumentando la resistencia del organismo a las enfermedades. También permite trabajar sobre la desaceleración del envejecimiento y el aumento de la longevidad.

¿Cuáles son los meridianos que se utilizan en el Chi kung y la acupuntura?

Los meridianos son 14. Los meridianos se dividen en meridianos principales y complementarios que están vinculados desde la circulación energética, pero no fisiológica.

Esta asociación es muy importante en el diagnóstico para la medicina tradicional china. Los meridianos principales y complementarios son:

• Pulmón– Intestino grueso.

• Riñón – Vejiga.

- Hígado – Vesícula

- Corazón – Intestino delgado.

- Vaso – páncreas y estómago.

- Maestro del corazón y triple calentador.

- Vaso gobernador y Vaso concepción.

Por estos canales de energía circula el chi vitalizando cada célula de nuestro cuerpo. Cuando surge algún bloqueo o estancamiento en los mismos aparece la enfermedad. En las artes curativas chinas el bloqueo siempre es consecuencia del estrés corporal. Puede ser producido por desequilibrios emocionales, tensiones crónicas, excesivo desgaste físico, choques de temperatura y acumulación de toxinas.

¿Qué relación tienen las emociones con estos desequilibrios?

En las artes curativas chinas no existe una diferencia entre cuerpo y mente ya que uno es el reflejo del otro. Por ejemplo, un desequilibrio persistente en el meridiano de pulmón se asocia con la tristeza y toda la constelación de emociones similares como la angustia, la melancolía, la depresión, etc. Entonces se interpreta que un problema en los pulmones puede llevarnos a estos estados emocionales pero también es válido lo contrario y entonces estos estados emocionales negativos pueden producir problemas en nuestro sistema respiratorio. De allí que una persona sana debe tener necesariamente emociones positivas.

¿Podríamos ampliar este cuadro de relaciones entre emoción y cuerpo?

La relación entre emociones negativas y meridianos es la siguiente:

- Pulmón– Intestino grueso: Tristeza. Tal como se explicó en el apartado anterior.

- Riñón – Vejiga: Está conectado con el miedo y el conjunto de emociones negativas relacionadas como por ejemplo pánico, la fobia y la ansiedad.

- Hígado – Vesícula: Su desequilibrio está relacionado con la intolerancia, irritabilidad, cólera e ira.

- Corazón – Intestino delgado: Está relacionado con odio, resentimiento, crueldad y sadismo.

- Vaso – páncreas y estómago: Su desequilibrio está relacionado a la inestabilidad, preocupación, indecisión e inseguridad.

- Maestro del corazón y triple calentador: En este caso los meridianos no se refieren solamente a órganos sino a sistemas complejos del cuerpo. Los chinos llamaban "maestro del corazón" a la glándula Timo responsable del desarrollo correcto y del funcionamiento del sistema inmunológico que actúa defendiendo nuestro organismo de virus, bacterias, hongos y células malignas. "El triple calentador" se relaciona con el sistema de glándulas endocrinas que regula la estructura y funcionamiento en general del organismo. En estos casos el desequilibrio de estos meridianos proviene de una fuerte combinación de emociones negativas ligada a episodios de estrés muy intensos.

- Vaso gobernador y Vaso concepción: Estos meridianos son como los canales maestros en la circulación de chi de nuestro cuerpo. Su desequilibrio se manifiesta en una pérdida de energía vital notoria y una merma de respuesta defensiva de todo el organismo muy marcado.

¿Enfocándonos en el Xiang Gong cómo funciona?

En el caso de Xiang Gong son los dos primeros niveles los que actúan sobre el cuerpo físico y su nivel de vitalidad. El primer nivel es el que tiene la mayor capacidad terapéutica y está diseñado para ser ejecutado en distintas posiciones. Justamente para que esté al alcance de todos sin ninguna distinción. El segundo nivel se concentra en el aumento de vitalidad y el rejuvenecimiento y solo es adecuado para personas sanas. Los movimientos suaves del Xiang Gong realizados en un estado interior de calma y serenidad van desbloqueando, casi sin darnos cuenta, los meridianos descriptos anteriormente. Al mismo tiempo la respiración suave y profunda permite que el chi del medio ambiente se vaya acumulando en nuestro cuerpo y llegado el momento adecuado se produce el reequilibrio y la consecuente sanación de nuestro organismo. En este estilo de chi kung esto se reconoce por las intensas sensaciones corporales o por la percepción de un aroma floral.

Las sensaciones intensas pueden ser escalofríos, temblores, vibraciones, hormigueos, acaloramiento, bostezos, eructos y en muchos casos una intensa necesidad de sueño ya que el cuerpo necesita descansar para terminar el ciclo de reparación y curación.

¿Cómo se puede traducir el efecto curativo del Xiang Gong en términos occidentales?

El funcionamiento del cuerpo humano se basa en la bioelectricidad. Por ejemplo, cuando nos hacen un electrocardiograma, están midiendo la actividad bioeléctrica de nuestro corazón. Si nos hacen un electroencefalograma están analizando la actividad eléctrica de nuestro cerebro. De igual manera todos los sistemas del cuerpo responden a estos pulsos de bioelectricidad. También está demostrado que la regeneración de nuestros tejidos está relacionada a un aumento de la actividad bioeléctrica en la zona donde se produce la reparación. Los estudios iniciados por el Dr. Wilhelm Reich y posteriormente perfeccionados por otros investigadores, como el Dr. Robert Becker, nos muestran que la bioelectricidad circula más fácilmente en tejidos relajados que en músculos tensos.

Las investigaciones del licenciado Álvarez López establecen que la respiración profunda aumenta el nivel de bioelectricidad reflejándose en un mejor funcionamiento del cuerpo. Si equiparamos el concepto de Chi con el de bioelectricidad, tal como ya lo han hecho numerosos maestros de Chi kung podemos entender con ojos más occidentales los efectos casi milagrosos del Xiang Gong.

Por un lado los movimientos suaves y el estado de serenidad que logra desbloquean la circulación de bioelectricidad (chi) en todo el cuerpo. Por otro lado, la respiración profunda y la recomendación de practicarlo al aire libre hacen que aumente la cantidad de bioelectricidad circulando en el organismo. La combinación de los dos efectos permite en forma acumulativa que se restablezca la salud del mismo como consecuencia de la práctica perseverante del mismo. Por su suavidad esto ocurre casi sin darnos cuenta y sin ningún esfuerzo con concentración de nuestra parte.

CAPÍTULO VIII

¡Volvemos con la práctica!

Dentro de la práctica del Chi Kung en general existen algunos métodos que se practican caminando como, por ejemplo, el Guo Lin Gong Fa, que es un estilo en donde se sincronizan los pasos con los movimientos de los brazos y la respiración de una manera suave y armónica. También existen otros métodos en los cuales se trabaja de manera vigorosa, y no faltan aquellos que apuntan al entrenamiento de la mente y el cerebro donde se realizan las caminatas en forma lateral y hacia atrás.

El Xiang Gong también se adapta a la práctica caminando. Aunque los movimientos son en esencia los mismos que hemos visto hasta acá y hasta ahora. Se agregan otras características que permiten aprovechar al máximo sus beneficios.

Características

- Esta variante se realiza siempre en espacios abiertos. Preferentemente al aire libre. Los lugares con mayor concentración de chi en el medio ambiente son el mar, la montaña y los bosques con amplitud de árboles.

- La práctica respiratoria adecuada es la respiración Tan Tien. Que se realiza de la siguiente manera: Inhalamos por la nariz en forma suave, tranquila y profunda. Al hacerlo vamos expandiendo todo el cinturón abdominal, o sea, la zona media del cuerpo. Exhalamos por la nariz o la boca ligeramente entreabierta, llevando el abdomen hacia adentro y hacia arriba, tratando de contraer todo el cinturón abdominal para vaciar los pulmones en su totalidad.

- En caso de no poder ejecutar este ejercicio respiratorio debemos realizar cualquier otro tipo de respiración suave y profunda durante la ejecución de esta variante del Xiang Gong.

- El objetivo de esta práctica por supuesto es absorber grandes cantidades de chi mientras llevamos adelante los ejercicios. Esta es una de las formas más revitalizantes que tiene el Chi Kung del Perfume.

- Los pasos de nuestra caminata deben ser tranquilos, relajados y nuestras rodillas deben mantenerse semi flexionadas en todo momento para permitir que el chi de la madre tierra entre por los puntos de entrada en las plantas de los pies y suba por los meridianos de las piernas, logrando así que la energía se combine con la del medio ambiente en nuestro cuerpo.

- De ser posible la caminata debiera ser sin ningún tipo de calzado en contacto con la naturaleza, de lo contrario debemos utilizar un calzado cómodo que nos permita una ejecución relajada.

Ejercicios Previos

Sacudir las piernas

1. Nos paramos con una separación igual a la distancia de nuestros hombros. Llevamos el peso del cuerpo sobre una pierna manteniendo la rodilla ligeramente flexionada al mismo tiempo que levantamos apenas la otra pierna. En esta posición

sacudimos la pierna elevada desde la punta del pie hasta la cadera.

2. Habiendo hecho esto volvemos a la posición del comienzo y lo repetimos con la otra pierna. Lo realizamos de tres a cinco veces para cada pierna.

Sacudir los brazos

En la posición de pie sacudimos nuestros brazos suavemente desde la punta de los dedos de las manos hasta los hombros, descargando todas las tensiones. Lo hacemos de uno a tres minutos.

Sacudir todo el cuerpo

Con la misma posición de comienzo anterior aflojamos nuestro cuerpo y lo sacudimos intensamente de todas las formas libres que vayan fluyendo en nuestra mente. Le dedicamos de uno a tres minutos. Las posiciones son las mismas que en los capítulos anteriores (ver fotos) pero se realizan caminando.

CAPÍTULO IX

El Chi Kung del Loto Tibetano: Da Zang Gong

"Cuando llegues a la iluminación puedes llevar una vida normal y vivir como te guste. El mundo se transforma en un monasterio y cada persona en un maestro".

Haremos un poco de historia para entender la variante tibetana del Chi kung del Perfume: la medicina tibetana se inicia en el siglo VII que corresponde al reinado del monarca Songtesen Gampo quien era muy entusiasta con los intercambios culturales con los territorios limítrofes: China, India y Nepal. Según los escritos académicos tibetanos, maestros de la India y China, se reunieron en el Tíbet, desarrollando los principios de las artes curativas tibetanas. Del taoísmo y la medicina chamánica, así como de los tratados tántricos y alquímicos autóctonos del Tíbet sobre la filosofía mística y la concepción de la longevidad, nació el arte de los ejercicios curativos tibetanos.

Estas prácticas se fueron abriendo en diferentes ramas con nombres diversos como el Lu Jong, Kum Nye, Seamm Jasani y otros, indefectiblemente un método de chi kung tan efectivo como el Xiang Gong fue llevado como una joya muy valiosa hacia el Tíbet. Allí fue modificado y surgió la versión propia del mismo el Da Zan Gong, o sea, el chi kung del loto tibetano.

Tiene como característica el agregado de algunos ejercicios extras que se enfocan en el estiramiento previo y en el trabajo con todo el cuerpo, a diferencia del estilo chino que está más centrado en los brazos y la parte superior del cuerpo. Debido a las bajas temperaturas que tradicionalmente ha debido soportar el Tíbet, la mayoría de los sistemas de trabajo corporal que han surgido de su cultura espiritual son vigorosos y dinámicos. Y así ha ocurrido también con el Da Zang Gong.

En principio la velocidad de los movimientos es más rápida que en el estilo chino. Como ya explicamos se intenta involucrar todo el cuerpo en cada ejercicio y la cantidad de repeticiones es mucho más alta ya que se recomienda un mínimo de cuarenta. Siendo mucho más intenso y vigoroso que su versión china produce un efecto de intensificación muy notable en la cantidad y circulación de chi en todo el organismo.

Mientras que la variante china del Xiang Gong se caracteriza por crear un estado de relajación y serenidad muy profundo al terminar su práctica; su versión tibetana le agrega a esto una energización y aumento de temperatura corporal muy perceptible.

Aunque el Da Zang Gong es tan versátil como su versión china debemos tener en cuenta que es mucho más vigoroso, lo cual requiere una mayor exigencia desde el punto de vista físico. Debemos aclarar que es conveniente comenzar con una cantidad pequeña de repeticiones hasta que nuestro cuerpo se vaya acostumbrando para llegar así al número ideal de las mismas que es bastante alto debido al efecto revitalizante que busca producir en el organismo y el Alma. Recordamos que el número de repeticiones que se persigue es 40 por cada ejercicio. A modo informativo comentamos que para la cultura tibetana el término equivalente a "chi" de los chinos es "Lung" para definir a la energía vital.

Ejercicios previos

Soplo Ha corto

El "Ha" al que se refiere el nombre de este ejercicio es un suspiro intenso. La utilización de esta forma de exhalación, que tiene en esencia el objetivo de purificar nuestro cuerpo físico y energético es muy común en los trabajos corporales tibetanos, pero también en Japón y hasta en la India.

Para ejecutar el ejercicio del Ha corto nos ubicamos de pie con una separación de los pies similar a la distancia de los hombros y las piernas ligeramente flexionadas. Inhalamos de manera profunda y al mismo tiempo llevamos nuestros brazos por encima y por detrás de nuestra cabeza elongando ligeramente nuestra columna. Exhalamos por la boca con el Ha, o sea, con un suspiro intenso al mismo tiempo que bajamos nuestros brazos relajando la parte superior de nuestro cuerpo. Lo repetimos de tres a cinco veces.

Soplo Ha largo

Es muy similar al anterior, la diferencia es que ahora vamos a involucrar a todo nuestro cuerpo en la exhalación:

- Nos ubicamos de pie con una separación similar a la distancia de los hombros con las rodillas ligeramente flexionadas y los brazos relajados a los lados del cuerpo.

- Inhalamos por la nariz de manera intensa expandiendo plenamente nuestros pulmones, al mismo tiempo elevamos nuestros brazos por encima y detrás de nuestra cabeza estirando todo el cuerpo desde la planta de los pies hasta la punta de los dedos de las manos.

- Exhalamos con el Ha y en forma simultánea bajamos los brazos, relajamos la cabeza, la espalda, la cintura y nos dejamos caer hacia adelante. Lo repetimos de tres a cinco veces.

Buscando la limpieza profunda de los tejidos de nuestro cuerpo y nuestro campo energético.

Secuencia Tibetana

1ª forma: Flexión hacia atrás

La secuencia del Da Zan Gong comienza siempre con una flexión de la columna hacia atrás como calentamiento previo a los movimientos que se realizan posteriormente.

Algunos maestros recomiendan ejercicios excesivamente intensos, pero nosotros comenzaremos un tanto más suave.

Nos paramos con una separación cómoda de los pies. Ubicamos las palmas de las manos en nuestra zona lumbar. Inhalamos en forma profunda y al mismo tiempo nos arqueamos hacia atrás comenzando de una manera suave, sin exagerar, el estiramiento. Al exhalar relajamos todo el cuerpo dejando caer los brazos y el torso hacia adelante con una flexión muy cómoda de la cintura y la zona lumbar. Las piernas también deberán estar relajadas. Repetimos un mínimo de 15 a 20 veces.

2ª forma: Sacudida de los brazos

Sin tensar las piernas nos inclinamos ligeramente hacia adelante llevando nuestros codos hacia arriba, quedando las palmas de las manos apuntando hacia atrás. Inhalamos profundo y en la exhalación extendemos los brazos hacia delante de manera vigorosa girando las manos de tal manera que terminan con las palmas hacia adelante. Lo repetimos un mínimo de 15 a 20 veces. Lo combinamos libremente con sacudidas de los brazos libres para poder relajar los miembros superiores en su totalidad.

3ª forma: Tocar el Cielo, variante tibetana

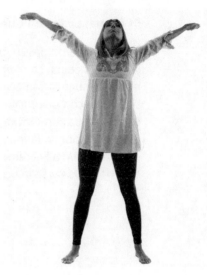

Con las piernas ligeramente flexionadas en la inhalación llevamos los brazos hacia atrás con las palmas apuntando hacia adelante todo lo que podemos. Cuando llegamos al límite comenzamos a llevar los brazos hacia arriba apuntando con las palmas hacia el cielo como si estuviésemos empujando algo pesado. En la exhalación relajamos los brazos que descienden por delante del cuerpo y terminan a los lados. Lo repetimos un minimo de 15 a 20 veces.

4ª forma: La plegaria al Cielo

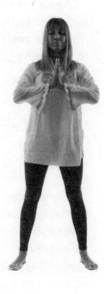

Comenzamos con las manos en plegaria a la altura del pecho. Inhalamos plenamente y llevamos las manos unidas hacia arriba estirando todo el cuerpo en esa acción. En la exhalación, que debe ser intensa por la boca ligeramente entreabierta, volvemos a la posición de partida.

A partir de las formas que vienen a continuación se utiliza respiración profunda, siendo la ideal la respiración purificadora que es el ejercicio respiratorio clásico dentro de las formas tibetanas.

La respiración purificadora se realiza de la siguiente manera: Inhalamos por la nariz en forma suave, tranquila y profunda. Exhalamos por la boca ligeramente entreabierta vaciando totalmente nuestros pulmones. En esta exhalación debemos concentrarnos en la idea de purificar el cuerpo y la mente.

5ª forma: La Esfera que Pulsa

El movimiento básico obviamente es similar a la variante china. La diferencia es que los codos no se mantienen tan cerca del cuerpo, sino que se trabaja con una mayor amplitud. A su vez, el cuerpo realiza un movimiento ondulante durante su ejecución, cuando abrimos los brazos el cuerpo se curva ligeramente hacia atrás. En el retorno se vuelve a la posición de comienzo.

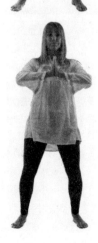

6ª forma: El Dragón Mueve la cabeza

En esta variante los dedos de las manos se tocan y el giro hacia un lado y hacia el otro lo realiza todo el cuerpo tratando de que sea una torsión marcada para nuestra columna vertebral.

7ª forma: El Fénix asiente

Al igual que en la forma anterior mantenemos las puntas de los dedos en contacto, método que repetiremos en los ejercicios que correspondan, debido a que en la versión tibetana no se usan las manos separadas. En este caso cuando las manos suben hacia el pecho el cuerpo se curva ligeramente hacia atrás. Cuando las manos descienden, el cuerpo se inclina ligeramente hacia adelante.

Forma 8: El Ocho Chino

Similar a la variante china ya estudiada. La única diferencia es que cuando los brazos descienden y se abren el cuerpo se lleva ligeramente hacia atrás. Cuando las manos vuelven al punto de partida el cuerpo retorna a su alineamiento original.

9ª forma:
Tocar el Instrumento hacia abajo

En esta variante tibetana cuando las manos se llevan hacia atrás el cuerpo se arquea ligeramente e intentamos que los omóplatos se acerquen. Cuando los brazos vuelven hacia adelante volvemos a la postura original.

10ª forma:
Tocar el Instrumento hacia arriba

Igual que la forma anterior pero ejecutada con las palmas hacia arriba.

11ª forma: El Loto se Mueve con la Brisa

Imaginamos que sostenenos en nuestras manos una esfera de tamaño mediano. Llevamos la esfera hacia un lado dejando que nuestro cuerpo se incline en esa dirección. Lo repetimos hacia el otro lado.

12ª forma:
Mi mundo se mueve hacia la izquierda

Se realiza con el movimiento base ya aprendido, pero los codos no se mantienen tan cerca del cuerpo permitiendo que los círculos anti horarios sean mucho más amplios. Al mismo tiempo seguimos acompañando al movimiento con el balanceo de nuestro cuerpo que está sincronizado con el movimiento de la esfera imaginaria.

13ª forma: Mi mundo gira hacia la derecha

Se ejecuta de igual forma que el anterior pero los giros en este caso son en el sentido de las agujas del reloj.

14ª forma: Llevando la energía a mis oídos

La versión tibetana de esta forma agrega el movimiento ondulante de nuestro cuerpo que ya hemos visto en formas anteriores. Cuando los brazos suben hacia nuestros oídos el cuerpo se inclina ligeramente hacia atrás, cuando los brazos descienden al punto de partida el cuerpo se inclina ligeramente hacia adelante.

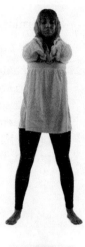

15ª forma: Llevo energía a mis ojos

Es similar a la forma anterior en cuanto al movimiento y la ondulación del cuerpo.

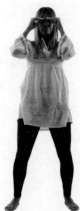

16ª forma: Remando en la corriente

En la versión tibetana el movimiento de remar es mucho más amplio y permitimos que el cuerpo se balancea hacia adelante y atrás de acuerdo a la posición de los brazos.

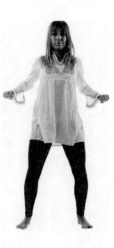

17ª forma: La pelota rueda

Como ya lo detallamos en la versión china se ubica el antebrazo derecho sobre el antebrazo izquierdo con los puños suavemente cerrados. Realizamos un movimiento circular hacia adelante y nuevamente permitimos que nuestro cuerpo se balancee hacia adelante y hacia atrás de acuerdo a su propio ritmo.

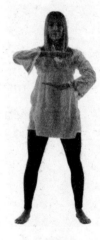

18ª forma: Los peces saltan en el agua

Igual a la forma anterior pero obviamente realizado con las manos abiertas y las palmas de las manos apuntando hacia el suelo.

19ª forma: El Barquero en el río

Posición de comienzo similar a la versión china. La diferencia en este caso es que con el impulso del giro de los brazos lo acompañamos con todo el cuerpo para ejecutar una torsión profunda de nuestra columna. De esta manera trabajamos hacia un lado y hacia el otro.

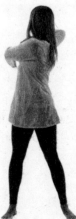

20ª forma: Manos en el Tan Tien

Ubicamos la mano derecha sobre la mano izquierda sobre el Tan Tien, que en esta versión pueden apoyarse una sobre la otra. Cuando los brazos se abren el cuerpo se inclina ligeramente hacia atrás, cuando los brazos vuelven el cuerpo se inclina ligeramente hacia adelante.

21ª forma: Levantar el Agua

El mismo movimiento básico de la versión china pero realizado con mayor amplitud y permitiendo que el cuerpo se balance libremente durante su realización.

22ª forma: La Plegaria al Cielo

Repetimos la Plegaria al Cielo (Forma tres)

23ª forma: Sacudida de los brazos (Forma dos)

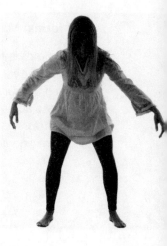

Final: Friccionamos las manos y llevamos el chi a la zona del cuerpo que lo necesite combinando automasaje e imposición de manos.

La intensidad de la energía vital movilizada por el Da Zang Gong normalmente se percibe como un calor intenso que brota desde el interior de nuestro cuerpo, así como una sensación de vibración y circulación muy marcada en todo el organismo. Nuestro estado general será el de una salud vibrante y una armonización general de todo nuestro ser.

CAPÍTULO X

La energía sanadora de tus manos

"Trata de actuar antes de que la enfermedad exista;
crea el orden antes de que haya desorden".

Los científicos han intentado en reiteradas oportunidades dar una definición concreta a lo que en Occidente se llama Bioenergía, energía sutil o biocampo, y en Oriente: Prana, Lung o Chi. Se han desarrollado gran cantidad de teorías muy originales, lamentablemente ninguna de ellas ha tenido a la fecha confirmación experimental.

Lo que está claro y debidamente demostrado es que el cuerpo humano es capaz de crear cierto campo o irradiación por medio del cual se puede afectar, de un modo inexplicable tanto los seres vivos que se encuentran en contacto directo con esta bioenergía, como a entes biológicos ubicados a distancias apreciables.

Cuando comenzamos a recorrer el camino del Chi Kung y las técnicas bioenergéticas similares buscábamos respuestas y modelos científicos para explicar los resultados positivos que se obtenían desde el punto de vista de la salud física y mental. Más tarde, al sumergirnos en las prácticas taoístas del manejo de la energía, adoptamos una visión oriental del Universo, lo que significó un cambio fundamental en la comprensión de estos métodos. Los intentos de encontrar explicaciones científicas empezaron a ser apenas conjuntos de fórmulas y palabras sin sentidos prácticos y casi inaplicables en la vida cotidiana. Descubrimos entonces que lo importante es "dejarse fluir" con el tao, o sea, estar Aquí y Ahora, sentir, percibir, en definitiva estar profundamente vivos.

De acuerdo con la filosofía china, en nuestro organismo, al igual que, en todo el Universo circula una imperceptible y poderosa energía llamada Chi, para ellos no era importante saber si era materia, vibración, información o alguna otra cosa. Los chinos siempre fueron prácticos y les interesaba mucho más aprender a aprovechar la existencia de esta energía más allá de toda definición precisa.

Una de las formas de aplicar esta bioenergía es a través de la imposición de manos, que consiste en esencia en proyectar este biocampo a través de nuestras manos y dedos para armonizar el funcionamiento del organismo, obteniendo entonces un retorno a la salud.

La práctica de la imposición de manos es milenaria y comienza en los albores de la humanidad. Cuando le duele el estómago a nuestro hijo lo primero que hacemos intuitivamente es aplicar las manos sobre su pancita y tratar de aliviar su molestia. De igual forma si nos duele la cabeza lo primero que hacemos es aplicar la palma de la mano sobre ella.

La imposición de manos con el paso del tiempo se fue estructurando y es así que aparece dentro de las prácticas espirituales de casi todas las religiones conocidas. Y, por supuesto, como método de sanación natural fuera de los movimientos religiosos incorporada a la medicina herbal, los masajes terapéuticos, la acupuntura, etc.

El Xiang Gong y la imposición de manos

Como dijimos en el apartado anterior la imposición de manos es una parte importante dentro de las artes curativas chinas, y en muchos casos vinculada directamente a métodos específicos de Chi kung.

En el caso del Xiang Gong se usa activamente en el primer nivel, que estamos explorando en profundidad en este libro como una herramienta importante en el efecto terapéutico de esta primera secuencia de ejercicios. También forma parte del segundo nivel del chi kung del perfume, en este caso para revitalizar las células y desacelerar el proceso de envejecimiento. En el tercer nivel se usa como parte fundamental en la transformación espiritual del practicante.

La utilización más básica de la imposición de manos de nuestra auto sanación es aprovechar el Chi que naturalmente se acumula en nuestras manos al terminar la secuencia del primer nivel del Xiang Gong, frotándolas y luego apoyando las palmas sobre las zonas del cuerpo que requieran curación. Esto lo podemos hacer combinando automasaje con proyección de la energía en las células correspondientes.

Ejercicios tradicionales para activar el chi en las manos

Si nuestra intención es mejorar la capacidad sanadora de nuestras manos podemos agregar a la práctica del Xiang Gong algunos ejercicios tradicionales de las artes curativas chinas que están diseñados para mejorar los resultados de la imposición de manos como método terapéutico y revitalizador.

Reglas generales

- Antes de la práctica de los ejercicios es fundamental quitarse todos los objetos y elementos metálicos como reloj, pulseras, anillos, aros, cadenas, etc. De lo contario estos elementos pueden influir negativamente en el resultado buscado.

- Los movimientos giratorios de las manos, tanto en los ejercicios como en los tratamientos, deben realizarse básicamente siguiendo el sentido de las agujas del reloj, a menos que existan indicaciones contrarias.

- Es un factor muy importante el estado interior que tenemos cuando realizamos esta práctica. Nuestra mente deberá estar serena y sin perturbaciones. Si no es así conviene posponer la práctica del ejercicio.

- La combinación ideal para estas prácticas es la relajación general junto a un estado de concentración. Lo que podríamos definir como una concentración relajada.

- Está demostrado por la experiencia que el éxito de estos ejercicios depende casi exclusivamente de la intención, motivación y el interés aplicado a los mismos.

- La duración ideal de cada ejercicio es de 3 a 5 minutos.

- Si ya se dominan otros métodos de imposición de manos, como el Reiki, estas prácticas potenciarán notablemente los resultados exitosos en su aplicación.

Ejercicio 1: Eliminación residual de las manos

Al ejecutar cualquier ejercicio con el chi, como también al proyectarlo para sanar es importante despojarse de cualquier energía residual que haya quedado en nuestras manos. Una de las formas más sencillas es sacudiendo las manos como si estuviéramos quitándonos alguna sustancia pegajosa.

Otra posibilidad es deslizar las manos una sobre la otra realizando una fricción desde la muñeca hacia los dedos tanto en la palma como en el dorso varias veces. Si resulta cómodo este movimiento de fricción puede comenzarse desde los codos. Es muy recomendable acompañar el proceso de eliminación con una imagen mental de liberación o desprendimiento de la energía indeseable.

Ejercicio 2: Enfoque del Chi en los dedos

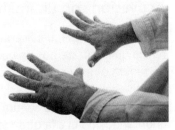

Siéntese, colocando las manos sobre las rodillas. Es indistinto que las ubique con las palmas hacia arriba o hacia abajo. Practique la respiración Tan Tien. Concentre su intención en el dedo pulgar de la mano derecha. Visualice que fluye hacia allí una gran cantidad de Chi, mantenga esa concentración hasta que encuentre una respuesta de su cuerpo, que en la mayoría de los casos será un aumento de temperatura o pulsaciones, vibraciones intensas en el dedo. Una vez logrado este efecto lo repetimos sobre el dedo índice hasta percibir nuevamente la respuesta.

Luego enfoque su mente en diferentes dedos a la vez e incluya también su mano izquierda. Practique distintas combinaciones en una mano y en la otra hasta finalmente incluir todos los dedos al mismo tiempo.

Ejercicio 3: Activación energética de las palmas

Practique la Respiración Tan Tien.

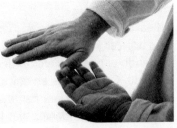

Coloque su mano derecha apuntando con la palma hacia abajo sobre la mano izquierda. Concéntrense en proyectar el Chi a través de los dedos y la palma derecha sobre la mano izquierda. Trace círculos con la mano derecha en el sentido de las agujas del reloj trazándolo de tal manera que pase por el centro de la mano izquierda y las yemas de los dedos de la mano izquierda. Repita el movimiento circular lento hasta que se active el Chi en la mano izquierda. Invierta la posición de las manos y ahora trace los círculos con la mano izquierda en sentido antihorario sobre la mano derecha hasta lograr la activación energética.

Ejercicio 4:
Activación con un imán o cristal de cuarz

Este ejercicio es igual al anterior, con la diferencia que utilizaremos un pequeño imán de herradura o un cristal de cuarzo para potenciar la activación bioenergética de las manos.

La mano emisora sostendrá el elemento, apuntando con él a la otra mano mientras traza los círculos en la trayectoria ya descripta en el ejercicio previo.

Ejercicio 5: Pequeña Esfera de Energía

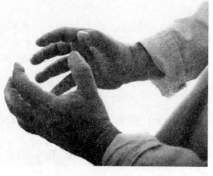

Luego de los ejercicios de activación anteriores conviene realizar el siguiente para aumentar aún más nuestra capacidad sanadora.

Coloque las manos delante de usted como si estuviera sosteniendo una pequeña esfera de energía de unos 15 centímetros aproximadamente.

Realice la respiración Tan Tien y en forma simultánea comience a acercar y alejar las palmas de las manos, como si estuviera haciendo el primer ejercicio del Xiang Gong pero de manera más acotada. Concéntrese en enviar bioenergía hacia sus manos.

Cuando perciba claramente las sensaciones pulsantes del Chi vaya ampliando cada vez más la separación entre sus manos sin perder la percepción de la bioenergía.

Ejercicio 6: Apertura de las yemas de los dedos

Nuevamente necesitaremos un elemento para este ejercicio. Nos procuramos un cuarzo que conserve su punta intacta o algún elemento metálico con punta como un pequeño cuchillo o abrecartas. Este elemento funciona como un condensador y proyector del chi que nos permitirá activar los puntos activos de la mano.

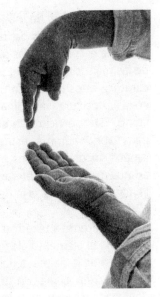

Practicamos la Respiración Tan Tien de manera profunda.

Colocamos nuestra mano izquierda relajada con la palma apuntando hacia nosotros. Sostenemos el elemento con nuestra mano derecha mientras concentramos el chi en la misma y la condensamos en el elemento elegido.

Dirigimos la punta sobre la yema del dedo índice de la mano izquierda, proyectamos el Chi imaginando un haz luminoso como un láser. Realizamos círculos pequeños en el sentido horario sobre la yema del dedo hasta que aparezca la sensación típica de reacción al Chi, que en este caso será bastante intensa. Luego proseguimos con todos los dedos uno por uno.

Al cambiar a la mano derecha, y cuando los círculos los trace la mano izquierda serán en sentido antihorario.

Ejercicio 7: Activación de los puntos Lao Gong

En la imposición de manos, además de las yemas de los dedos, se utiliza el centro de las palmas de las manos para proyectar el chi curativo, estos puntos son llamados en las artes curativas chinas: Lao Gong. Este ejercicio está diseñado para "abrir" aún más estas áreas específicas de las manos y mejorar así nuestra capacidad terapéutica. La técnica es similar a la del ejercicio anterior.

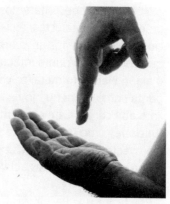

Coloco frente a usted su mano izquierda, con la mano derecha sostenga el elemento elegido dirigiendo su extremo puntiagudo al centro de la palma de la mano izquierda. Practique la respiración Tan Tien. Dirija con su intención el flujo de Chi a la mano derecha y proyecte a través del objeto un haz de energía concentrado, visualizando un "rayo láser" tocando el punto Lao Gong. Realice círculos en el sentido de las agujas del reloj con el elemento hasta percibir con claridad en la mano izquierda la sensación concentrada de Chi.

Siga trazando los círculos durante un par de minutos más, luego cambie para activar el centro Lao Gong de la mano derecha. En este caso los círculos deberán ser ejecutados en sentido antihorario.

CAPÍTULO XI

Recomendaciones para obtener los máximos beneficios del Xiang Gong

Dejamos aquí algunas sugerencias para que usted pueda sacar el máximo provecho de este maravilloso método, que es el Xiang Gong:

- Si usted necesita mejorar su salud y nivel de energía con cierta urgencia, le recomendamos que vaya directamente a la explicación de la ejecución del primer nivel del Chi Kung del Perfume en forma sentada. Comience a practicarla lo antes posible, de ser posible dos veces al día al mismo tiempo que va completando la lectura del libro.

- Sin duda la forma más efectiva y terapéutica es la variante de pie. Por lo tanto en cuanto pueda realizarla cambie a esta modalidad.

- Le recordamos que los efectos son acumulativos, por lo tanto los resultados positivos a veces tardan un poco en concretarse. En este sentido le recomendamos prestar particular atención a las sensaciones de desbloqueo del Chi que hemos explicado a lo largo de los capítulos: calor, escalofríos, vibraciones, sueño muy profundo, llanto y movilización de estados emocionales, etc.

- Es preferible realizar el Xiang Gong al aire libre, en espacios abiertos o como mínimo en ambientes bien aireados. Esto nos asegura la renovación del Chi del ambiente.

- Si usted tiene inclinaciones espirituales muy marcadas es conveniente que acompañe la ejecución del Chi Kung del perfume con una o dos de las prácticas espirituales sugeridas.

- Si usted posee interés en aumentar los efectos terapéuticos, conviene en este caso ejecutar los ejercicios de activación de las manos y practicar durante más tiempo la imposición sobre las áreas de su cuerpo que lo necesite.

- El Xiang Gong se combina con facilidad con otros métodos de terapia alternativa, potenciando sus resultados positivos. En este sentido no hay ningún tipo de contradicción. Ni efectos contraproducentes. Aunque por su origen el Xiang Gong combina mejor con las artes curativas chinas de todo tipo.

- Quien practica el Chi Kung de perfume no está obligado a cambiar sus hábitos alimenticios habituales, sin embargo una modificación de los mismos tratando de consumir mayor cantidad de alimentos frescos y naturales junto a un mínimo de ocho vasos de agua pura diaria ayuda al proceso de depuración y sanación del cuerpo.

- El té verde es considerado uno de los alimentos más beneficios que se han estudiado en los últimos tiempos. En la dieta china tradicional es un elemento central ya que se consume como una bebida diaria en cantidades importantes. Los estudios clínicos han demostrado que es un muy efectivo antibacterial, antiviral y antifúngico (destruye los hongos). Posee además elementos enzimáticos que bloquean las placas precursoras del Mal de Alzheimer y el desarrollo de las células tumorales. Por lo tanto recomendamos su consumo diario para obtener los mejores resultados terapéuticos. Estos beneficios se alcanzan cuando se consumen de tres a cinco tazas por día.

- Para ampliar los efectos benéficos del Chi Kung del Perfume es posible combinarlo con la práctica de otros métodos de Chi kung como por ejemplo los que figuran en nuestro primer libro: "Manual Práctico de Chi kung". Aunque como ya hemos detallado el Xiang Gong es un método completo en sí mismo.

EPÍLOGO

¿De qué le sirve al hombre
Ganar el mundo entero si pierde su Alma?

Hemos llegado al final del camino. Hemos aprendido este maravilloso método de sanación y crecimiento espiritual: El Xiang Gong. A partir de este momento está en tus manos aplicar en tu vida cotidiana esta poderosa herramienta fruto de la espiritualidad más alta destilada sobre el planeta Tierra por los maestros chinos y tibetanos. Seguramente en este sendero encontraras obstáculos, habrá instantes en los que perderás la motivación para la práctica, sin embargo estos desafíos no son más que parte del aprendizaje. Vencerlos es vencerte a ti mismo, es encontrar la fuerza interior capaz de hacer retroceder cualquier barrera que se interponga entre tú y cualquier meta que hayas elegido.

Tu vida solo tiene sentido si tú le das sentido. Todos los métodos de crecimiento interior, incluido el Chi kung del Perfume, son apenas herramientas. La mejor herramienta es inservible si no hay una voluntad que la utilice, una convicción de cambio, de transformación.

El Xiang Gong sólo te pide unos minutos un par de veces al día. Pide poco en relación a lo que te regala. Si no eres capaz de dedicarte el tiempo necesario para estar sano y relajado, no es porque no puedes sino porque no quieres. Te deseamos lo mejor en este redescubrimiento de nuestro poder natural de sanación que el Universo nos regala como un tesoro. No te mereces menos que el infinito.

Un abrazo de corazón a corazón.

Los autores

APÉNDICE I

Un encuentro imaginario con el Maestro Lian Hua

El maestro Lian Hua caminó con paso firme y tranquilo por el sendero de piedras milenarias del Templo Shaolín. Los monjes ya habían realizado su meditación al amanecer, sus ejercicios físicos matutinos y luego de un frugal desayuno estaban disponiéndose para su práctica diaria de Chi Kung. El Sol asomaba por entre la neblina perezosa que acariciaba los bosques de pino que rodeaban el monasterio, de allí surgía su nombre "Shaolín" significa "Bosque Joven".

Eran varios los estilos de Chi Kung que se enseñaban en el templo, y por supuesto eran muchos los maestros; pero las clases de Xiang Gong del Maestro Lian Hua siempre estaban repletas de monjes novicios deseosos de dominar este arte.

El sabio había elegido su lugar preferido para dictar sus clases, un patio circular casi tan grande como una plaza con un añoso duraznero emergiendo en uno de sus extremos. Disfrutaba ubicarse debajo del árbol y observar a sus discípulos practicando el Chi Kung del Perfume teniendo de fondo las magníficas arboledas que abrazan ese ámbito de espiritualidad.

Una de las razones por la cual se acercaban los monjes a las clases era su carácter dulce y armonioso, casi la personificación misma del Xiang Gong que le permitía contestar con amabilidad aun la más desubicada de las preguntas de los novicios.

El maestro recordaba su juventud y los bastonazos que había recibido más de una vez por parte de sus mentores como respuesta a algunas de sus dudas que habían sido consideradas impertinentes. Quizás por eso su infinita paciencia, porque en el fondo no quería repetir esas antipáticas conductas. De hecho, antes de empezar la práctica permitía que los alumnos le plantearan todas sus inquietudes:

–¿Tiene sentido la vida cuando existe la muerte, Maestro?

–La vida es un camino, la muerte apenas una puerta.

–¿Usted creó el Xiang Gong?

–No, el Xiang Gong me creó a mí. He cambiado tanto con su práctica diaria que el Lian Hua de hoy tiene muy poco que ver con el que empezó hace veinte años atrás.

–¿Alcanzó el final del camino?

–Después de veinte años entendí dos cosas. La primera es que el camino es infinito. La segunda es que cada uno de nosotros es el camino.

–¿Por qué envejecemos?

–Es para recordarnos que nuestro tiempo en este plano material es limitado. Al necio la corriente del tiempo lo irá desgastando. Para el sabio los años serán alimento y se volverá cada vez más fuerte, quebrando los grilletes de la Rueda del Karma.

Con un gesto firme de su mano el Maestro marcó el final de las preguntas y el inicio de la práctica. Durante unos segundos el grupo se concentró en la respiración Tan Tien mientras aquietaban su mente. Un golpe seco con las palmas de las manos de Lian Hua fue la señal para el comienzo de la secuencia, los brazos de los alumnos se separaron ejecutando "la esfera que pulsa" casi al unísono con una suavidad tal que parecían grullas volando en una bandada. De vez en cuando el Maestro corregía algún movimiento y repetía en voz alta:

–¡Aquí y Ahora! –que servía como una alerta para concentrarse en el presente fluir de los movimientos.

Inmediatamente después de la primera secuencia siguió el segundo nivel de Xiang Gong. A pesar del clima frío y la brisa fresca muchos de los novicios mostraban sus rostros enrojecidos por el aumento de circulación de Chi.

Al finalizar, cada uno trabajó sobre sí mismo con automasajes e imposición de manos. Los alumnos de Lian Hua se caracterizaban por su salud vibrante y su vitalidad imparable. Luego de otra hora de ejercicios espirituales el grupo se dispersó para descansar antes del almuerzo. Sólo los discípulos seleccionados personalmente por el Maestro recibirían a la tarde las enseñanzas profundas del tercer nivel del Chi Kung del Perfume. Entre ellos se destacaba por su dedicación el monje Xuan Zang, el futuro heredero de la tradición del Xiang Gong.

Comentarios de nuestros alumnos del Xiang Gong

A lo largo de estos años de enseñanza de Chi kung Bioenergético hemos visto numerosos resultados positivos de la práctica del Xiang Gong combinado con otros estilos. A continuación podremos leer algunos comentarios de los practicantes en nuestras clases:

"Soy el artífice de mi propio equilibrio físico espiritual. La práctica del Chi Kung Bioenergético me va llevando sutilmente al equilibrio cuerpo-energía-espíritu que logro descubrir en mi comportamiento cotidiano, y que se manifiesta cuando medito, en el descubrimiento de un color, en la emoción de una vibración, la calidez de una imagen, la magia de un sonido". (Enrique)

"Con Chi Kung Bioenergético descubrí la energía que hay en mi interior y con la práctica entendí que es mi decisión hacer circular esa energía para tener una vida plena en mente, cuerpo y espíritu". Con la práctica diaria del Xiang Gong, logro alcanzar paz, serenidad, aquietar la mente... es simplemente hermoso". (Andrea)

"Les quiero comentar que el Chi Kung Bioenergético me cambió la vida, a nivel físico, mental, emocional y espiritual.

La práctica diaria de estos ejercicios producen sensaciones muy placenteras, es muy relajante y muy terapéutico. Hay una serie que aprendí este año (2013) que es el Xiang Gong que sería como la frutilla del postre al hacer esta rutina uno se siente que vuela, sirve para concentrarse y para relajarse, es muy sanador". (Greta)

"Cualquier persona puede practicar el Chi Kung del Perfume en cada clase me produce: una gran calma en el plano mental, una renovada vitalidad, alivio de malestares en mi cuerpo, equilibrio en lo emocional y espiritualmente, una natural unión con el Universo". (Cristina)

"Hace dos años encontré una nueva herramienta: Yoga Bioenergético y Chi Kung Bioenergético, estas disciplinas me permitieron reencontrarme con mi esencia, ese pedacito que está en el alma con la que nacemos, y nunca perdemos. Una experiencia personal e intransferible, esa Luz que nos guía en el camino. Hoy el 2013 me regala Xiang Gong, que me permitió sentir el aroma de mi esencia, la armonía y la quietud del alma". (Liliana)

"Con la práctica del Xiang Gong sentí un aroma a azahar muy lindo, además de percibir mucho calor durante la práctica. Cada vez que realizamos en clases este estilo de Chi kung es muy relajante para mi cuerpo y mente". (Noemí)

"Con la práctica del Xiang Gong sentí un movimiento que fluía en mi cuerpo. Mi conciencia y mi atención estaban en la respiración y en ese fluir. Era una meditación constante. Al finalizar la práctica entonamos el Om, su vibración (la emitida por mí y por el grupo) la sentía en todo el cuerpo en especial en los oídos en forma de campanadas. Esta es mi primera experiencia percibida con la práctica del Chi Kung del Perfume". (Lilian)

"Le he enseñado la técnica del Chi Kung del Perfume a una alumna y a lo largo de unos días de práctica diaria, ha notado una gran diferencia en su alineación corporal, atenuando progresivamente su cifosis dorsal, mermando el dolor de su síndrome de túnel carpiano y un sueño más reparador debido a la calma mental que siente". (Gloria)

"A lo largo del tiempo, fui descubriendo los múltiples beneficios del milenario sistema de purificación y limpieza del cuerpo y la mente como es el Xiang Gong. En mis clases, es una herramienta fundamental para trabajar la relajación de la parte superior del cuerpo, como así también para ayudar a mis alumnos a bajar sus niveles de estrés y aumentar su concentración". (María del Carmen)

"A medida que practico Chi Kung del Perfume voy sintiendo cada vez más fluidez en los movimientos, liberación de energía, placidez y sobre todo alegría". (María).

ÍNDICE